新农村

防病知识丛书

行为健康

第 2 版

主编 郑 宁 黄礼兰

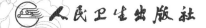

人民卫生出版社

图书在版编目（CIP）数据

行为健康 / 郑宁，黄礼兰主编 . —2 版 . —北京：
人民卫生出版社，2020
（新农村防病知识丛书）
ISBN 978-7-117-30109-1

Ⅰ.①行… Ⅱ.①郑…②黄… Ⅲ.①个人卫生－卫
生习惯 Ⅳ.①R163

中国版本图书馆 CIP 数据核字（2020）第 097760 号

| 人卫智网 | www.ipmph.com | 医学教育、学术、考试、健康，购书智慧智能综合服务平台 |
| 人卫官网 | www.pmph.com | 人卫官方资讯发布平台 |

新农村防病知识丛书
行 为 健 康
第 2 版

主　　编：郑　宁　黄礼兰
出版发行：人民卫生出版社（中继线 010-59780011）
地　　址：北京市朝阳区潘家园南里 19 号
邮　　编：100021
E - mail：pmph @ pmph.com
购书热线：010-59787592　010-59787584　010-65264830
印　　刷：三河市宏达印刷有限公司（胜利）
经　　销：新华书店
开　　本：850×1168　1/32　印张：2.5　插页：4
字　　数：58 千字
版　　次：2010 年 1 月第 1 版　2020 年 7 月第 2 版
　　　　　2020 年 7 月第 2 版第 1 次印刷（总第 3 次印刷）
标准书号：ISBN 978-7-117-30109-1
定　　价：20.00 元

打击盗版举报电话：010-59787491　E-mail：WQ @ pmph.com
质量问题联系电话：010-59787234　E-mail：zhiliang @ pmph.com

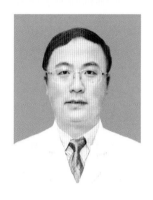

郑宁,现任浙江省金华市人民医院超声介入诊疗中心副主任,主治医师,金华市青年科技奖获得者,金华市321人才。主持浙江省卫生厅A类科技项目1项,金华市科技局重点科研项目3项;参与省市级科技项目5项;获得浙江省医药卫生科技奖2项,金华市科技进步奖3项。以副主编或编委身份参编图书8册,已由人民卫生出版社、浙江科技出版社等正式出版。在核心期刊上发表专业论文12篇。

主编简介

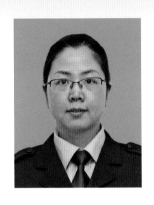

　　黄礼兰,现任浙江省金华市金东区卫生健康局公共卫生与疾病控制科科长,副主任医师,公共营养师。主持完成农村饮用水卫生调查及综合干预应用研究,参与农村中学生艾滋病防控综合干预应用研究、血吸虫病防控适宜技术研究、碳酰胺杀灭钉螺效果系列研究、水土环境中氯硝柳胺污染物测定技术的创新与应用研究等科研6项,获省市科技进步奖3项,获评金华市321人才和金东区专业技术拔尖人才。参编科普书籍24本,发表论文40篇。

《新农村防病知识丛书——行为健康(第2版)》
编写委员会

主　审	李　枫　郑寿贵
主　编	郑　宁　黄礼兰
副主编	胡跃强　黄维运
编　委	（按姓氏笔画排序）
	严瑶琳　汪松波　张子根　郑　宁
	胡跃强　翁美珍　黄礼兰　黄维运
	潘莹莹
插　图	吴　超　郑海鸥

再版序

　　健康是群众的基本需求。党的十八届五中全会上,党中央提出了"推进健康中国建设"战略。可以预见,未来5年,我国将以保障人民的健康为中心,以大健康、大卫生、大医学的新高度发展健康产业,尤其是与广大农民朋友相关的基层医疗卫生,将会得到更快速的发展。在农村地区,发展与农民相关的健康产业,将大有可为。农民朋友也将会进一步获益,不断提升健康水平。

　　健康中国,必将是防与治两条腿一起走路的。近年来,随着医疗改革进入深水区,政府投入大量财力以解决群众"看病难、看病贵"的问题,使群众小病不出社区,方便就医。其实,从预防医学的角度来看,病后就诊属于第三级的预防,更有意义的举措应该是一级预防,即未病先防。而一级预防的根基就在于群众健康意识的提升,健康知识的普及,健康行为的遵守。农民朋友对健康的需求是日益迫切的,关键是如何将这种迫切需求转化为内在的动力,在预防疾病、保障健康上作出科学的引导。

　　这也是享受国务院特殊津贴专家的郑寿贵主任医师率队编写此套丛书的意义所在。自2008年起,该丛书陆续与读者见面,共计汇编18册。时隔8年,为了让这套农民朋友喜闻乐见的健康读本有更强的生命力,人民卫生出版社特约再版,为此,郑寿贵主任召集专家又进行了第2版修订,丰富了内容,更新了知识点,也保留了图文并茂、直观易懂的优点,相信会继续为农民朋友所喜欢。

　　呼吁每一位读者都积极参与到健康中国的战略实施中,减少疾病发生,实现全民健康。

浙江省卫生和计划生育委员会

序

60多年前,世界卫生组织(WHO)就提出了健康三要素的概念:"健康不仅是没有疾病或不虚弱,且是身体的、精神的健康和社会适应良好的总称。"1989年,WHO又深化了健康的概念,认为健康包括躯体健康、心理健康、社会适应良好和道德健康。1999年,80多位诺贝尔奖获得者云集纽约,探讨"21世纪人类最需要的是什么",这些人类精英、智慧之星的共同结论是:健康!

然而,时至今日,"没有疾病就是健康"仍是很多农民朋友对健康的认识。健康意识的阙如,健康知识的匮乏,健康行为的不足,使他们最易遭受因病致贫、因病返贫。

社会主义新农村建设是中国全面建设小康社会的基础。"要奔小康,先保健康",没有农民的健康,就谈不上全国人民的健康。面对9亿多农民的健康问题,我们可以做得更多!

为满足农民朋友对健康知识的渴求,基层卫生专家们把积累多年的工作经验,从农民朋友的角度出发,陆续将有关重点传染病、常见慢性病、地方病、意外伤害等农村常见健康问题编写成普及性的大众健康丛书。首先与大众见面的是该套丛书的重点传染病系列。该丛书以问答的形式,图文并茂,通俗易懂,相信一定会为广大农民朋友所接受。

我们真诚地希望,这套丛书能有助于农民朋友比较清晰地认识"什么是健康""什么是健康行为""常见病如何预防""生了病该如何对待"等问题,从而做到无病先防、有病得治、病后康复,促进健康水平的提高。

　　拥有健康不一定拥有一切,失去健康必定失去一切!

中国工程院院士　李石娟

健康不仅仅是没有疾病或虚弱,而是身体、心理和社会适应的完好状态。《"健康中国2030"规划纲要》文件要求,到2020年居民健康素养水平要达到24%以上,而调查表明目前还不到10%,为进一步宣传普及健康知识,并使居民达到健康素养知、信、行的统一。人们日常生活中所表现的一切活动,如吃饭、睡觉、劳动、社交……都是"行为",行为与健康密切相关。在影响健康的诸多因素中,行为因素是最主要的。据世界卫生组织称,健康的生活方式可使高血压发病率减少55%,脑卒中发病率减少75%,肿瘤发病率减少1/3;并提出对人类来说,21世纪最可怕的不是艾滋病,也不是瘟疫、癌症,而是不良生活习惯。特别是在当前生活水平日益提升,生活舒适度不断提高的情况下,人们安逸的生活中却增加了不少有害健康的行为,如吸烟、酗酒、口味吃得过重、久坐不动、沉迷网络、缺少锻炼等。种种看似不起眼的不健康行为,不知不觉却对人们的身体健康和生活幸福构成了威胁,埋下了隐患。不良行为习惯的影响是一天天、一次次做了之后才积累起来的,那么,改掉它也需要我们从每一天做起——从我们清晨睁开眼的那一刻起,不妨先静静地躺在床上三五分钟,思考并下定决心今天要改掉的一个不良行为习惯。相信,用不了多久,健康将是你最大的财富!

　　本书主要以通俗易懂的文字、生动的图片等手段阐述健康行为,并以科普性、实用性、可及性为原则进行编写,尽力阐述健康行为的内容、方法和技术,使之能真正成为广大农村居民手中一本有用的科普书,提升公众健康素养水平。同时也想为基层医务工作者提供一本健康教育与促进的书籍。

在本书编写过程中,得到了省市卫生系统专家的指导和帮助,在此表示衷心的感谢。同时也要感谢第 1 版编者及参考与引用国内同行文献与著作的作者,更要感谢郑寿贵主任在精力欠佳的状况下为完成本书修订所作出的巨大贡献。由于本书内容涉及面广,修订时间紧张,编著者水平有限,如有纰漏之处,恳请同行、专家及广大读者不吝赐教。

编者

2020 年 1 月

目录

1. 什么是健康行为

健康行为,顾名思义,就是有益于健康的行为。一般来说,健康行为可分为外显健康行为和内在健康行为。外显健康行为包括饮食的定时定量、适当的体育锻炼、不吸烟、不酗酒等;内在健康行为可表述为情绪愉快、关系和谐、人格统一、适应环境、有自知之明等。

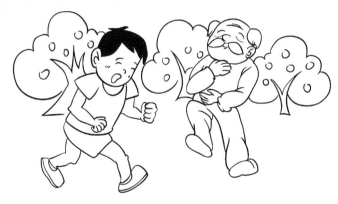

2. 为什么要养成良好的健康行为习惯

随着社会的发展和生存环境的改变,人类的生活方式对健康的影响越来越明显。不健康的生活方式会导致多种疾病,如吸烟、酗酒、膳食结构不均衡、缺少运动及精神紧张等会引起癌症、脑血管病的发生。此外,意外伤亡,特别是交通意外与工伤意外等,与不良行为也有密切关系。可以说,养成健康的行为习惯是人生最好的投资。

3. 学习健康的卫生知识有什么意义

当人们身体健康时往往意识不到健康的可贵和幸福,体会不到学习健康知识的重要性,从而忽视健康行为的养成。而事实上,健康行为有助于我们开始一天的工作、学习和生活。晚上洗脸,睡前洗脚,还能改善睡眠质量。

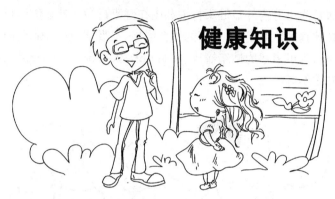

4. 为什么要早晚洗脸、睡前洗脚

早晚洗脸、睡前洗脚,有清洁皮肤、去污垢的功能。

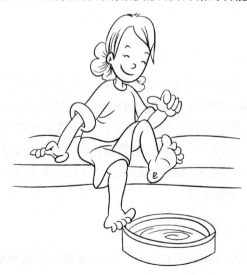

早上洗脸,手和面部接触水后,可通过大脑调动全身各个系统活动,早上刷牙可让人们在良好的心情中减少口腔环境中的致病因素。刷牙还有按摩牙龈的作用,有利于保持牙齿的健康。

睡前洗脚,有助于提高睡眠质量。

5. 正常护肤有什么好处

护肤给我们带来的好处有很多,例如:清洁皮肤作用。当你的皮肤油脂分泌过旺或者有污垢时,不清洁会阻塞毛孔,造成痘痘等肌肤问题困扰。

补水作用:清洁完脸后需要及时补水,避免皮肤干燥缺水,时间长又会导致皮肤出油,需及时清洗并补水。

提供营养作用:补完水后锁住水分才不会白费,继而再使用乳液面霜之类的产品。

避免外界因素带来的问题:例如长斑、皮肤变黄等问题肌肤的产生,可用些防晒隔离产品进行护肤。

6. 毛巾等洗漱用具能与别人共用吗

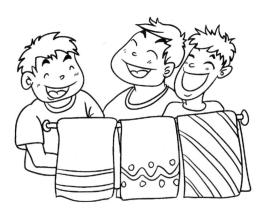

有些家庭一家人共用一条毛巾、一只口杯、一把牙刷、一个脸盆,这种多人共用洗漱用品的做法极不卫生,会造成沙眼、红眼病、皮肤病、病毒性肝炎等传染病的传播,导致一人"红眼",全家"眼红",一人肝炎,全家患病。正确的做法是:毛巾(洗脸、洗脚、洗屁股、擦手4块)、脸盆、牙刷、口杯等洗漱用具应一人一套,不与别人共用。

7. 早晚刷牙、饭后漱口有什么好处

早晚刷牙、饭后漱口能预防各种口腔疾病,特别对牙周病和龋病的预防有重要作用。刷牙和漱口是保持口腔清洁的主要方法,其能消除口腔内的食物碎片及部分牙面菌斑。很多疾病都与不健康的生活方式有密切关系,如长期过量饮食、营养失衡、吸烟与饮酒、

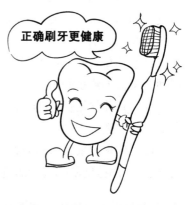

正确刷牙更健康

化学毒物接触等都会造成各种疾病的发生。因此,学习一些健康的卫生知识,提高自我保健的意识和技能,培养健康生活方式,就可以少得病,更健康,更长寿。

8. 怎样刷牙更健康

正确刷牙对保持个人的口腔卫生极为重要,因此,提倡不损伤牙齿及牙周组织的竖刷法,即牙刷刷毛的运动方向,与牙长轴一致,紧贴牙面,转动牙刷柄,上牙向下刷,下牙向上刷。注意不要采用水平拉锯式的"横刷法"。这种方法难以刷到牙齿邻面的软垢、菌斑,并损伤牙龈,还容易造成牙颈部的楔状缺损。

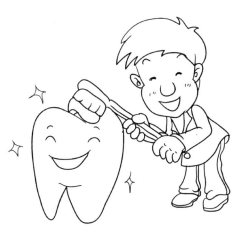

同时选择符合口腔卫生要求的保健牙刷、合适的牙膏、30~36摄氏度水温等也是健康刷牙不可缺少的条件。而且还应做到早起和晚上临睡前各刷牙一次，每1~2个月更换一把牙刷。

9. 怎样洗手更洁净

洗手看似简单,殊不知学问很大。如果没有养成洗手的良好习惯,不知道如何"科学"的洗手,病菌很容易遗留于指缝、掌心、手腕等处,造成疾病的发生和传播。为此,建议大家学会正确洗手:①先在流水下把手淋湿;②在手掌上抹肥皂或洗手液,均匀涂抹,搓出泡沫,让手掌、手背、手指、指缝等都沾满肥皂泡沫,然后反复搓揉双手及腕部,"洗手七字诀"的顺序是:

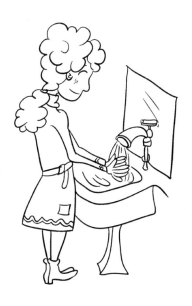

内、外、夹、弓、大、立、腕;③在流水下,将手冲洗干净。人们在烧饭做菜前、饭前便后、外出回家后一定要养成先洗手再做事的习惯。

10. 为什么要勤剪指甲

指甲长了,甲缝内的污垢含有大量的细菌和寄生虫卵,如果洗手不勤、洗得不彻底,这些病菌就会随食物进入体内,也会从破损的皮肤、黏膜进入体内。勤剪指甲可以减少指甲缝里的污垢和病菌,加上勤洗手、科学洗手,就能避免病菌感染,让自己更健康。

11. 为什么要勤洗发、勤理发

勤洗发、勤理发能够清除头发和头皮上的污垢、头屑和病菌,预防头癣、皮肤病、长虱子。同时勤洗发、理发还能够美化自身的形象,给亲朋好友及在社会上从事各种活动中留下较好的印象。

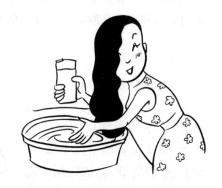

12. 经常洗澡有什么好处

经常洗澡能及时清除皮肤表面、毛孔中的皮脂、皮屑等新陈代谢产物,以及灰尘、细菌等,同时还能起到维护皮肤、促进血液循环、调节体温、防止皮肤长癣等作用。由于消除了身体异味,洗澡后人们会精神焕发,心情愉悦,也有益于健康。多久洗一次澡,应视每个人的情况而定,出汗多、油性皮肤的人洗澡周期可以短一些,通常夏天每天洗澡,而冬春季可每周洗2次澡。

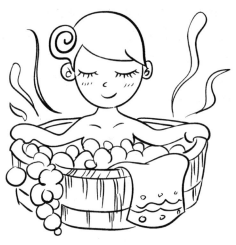

13. 为什么运动后不能立即洗澡

许多人喜欢在运动后马上洗澡,以为这样既可去污又可消除疲劳。其实不然,运动后身体尚未恢复正常状态,不宜立即洗澡,更不能洗热水澡。因为在运动时,流向肌肉的血液增多,停止运动后,这种情况仍会持续一段时间,如果立即洗热水澡,就会使血液不足以供应其他重要器官,如心脏、大脑,从而产生头昏、恶心、全身无力等感觉,严重的还会诱发其他疾病。运动后立即洗冷水澡更是弊多利少。由于运动的时候身体新陈代谢过程加强,皮下血管扩张,并大量出汗。运动后马上洗冷水澡,使体内产生的大量热不能很好地散发,形成内热外凉,破坏人体的平衡,容易生病。因此,人们在运动后应该休息一会儿,做一些准备活动,然后再洗澡。大量出汗者还应适当饮用一些盐开水,如果条件允许,最好洗温水澡。

14. 淋雨后为什么最好及时冲个澡

淋雨后人体容易受凉,及时冲个热水澡可以驱寒,还可冲去雨水中的污物。淋雨时,假如双脚长时间浸泡在污浊的道路积水中,很容易受到各种细菌、真菌的侵袭,严重的可能会患上湿疹、毛囊炎、脓疱疮、皮肤癣等皮肤病。淋雨后及时洗个澡,可以有效地预防这些疾病的发生。

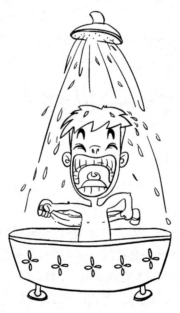

15. 为什么要勤换衣服

外衣与外界直接接触,容易沾染上灰尘、细菌等。内衣与人体皮肤直接接触,会吸附人体汗液、皮屑、油脂等。勤换内衣,有助于保持皮肤清洁,防止皮肤汗斑、炎症等的发生。

勤换衣对己能提升个体形象及精神面貌,对其他人也是一种尊重的表规。

16. 久放的衣服能马上穿吗

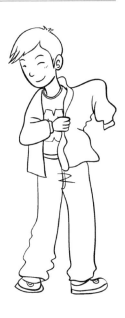

放在柜子里的衣服,因为长期存放,环境中的细菌、螨虫、家具中的甲醛等都会对衣物造成污染,即使没有怪味,也可能会带有较多的细菌、螨虫。同时人们也习惯放一些樟脑丸以防蛀,但樟脑卫生丸挥发出的物质如二氯苯、萘等,随着衣服经皮肤进入人体,会对人体造成极大的伤害。所以,久放的衣服最好能清洗后再穿,至少也应在通风、阳光充足的地方晾晒后再穿。

17. 衣裤箱柜内放樟脑卫生丸的好处与不足

为了防止衣物被虫蚀,防霉防蛀,常在衣物中放入樟脑卫生丸。但值得注意的是,大部分人工樟脑卫生丸中含有萘酚,如与皮肤相接触,会引起脱皮或是永久性色素沉着等病状。因此,老年人、儿童的衣服内尽量在衣物中不要放置。另外,化纤、纯棉衣物也不要放置樟脑卫生丸。

18. 怎样选择舒适的鞋

人们在挑选鞋子时,一定要依据自己的脚型,选择舒适的样式,特别是对于处于生长发育期的青少年,选择一双合脚的鞋尤为重要。所谓合脚鞋的基本标准是:鞋的尺码与脚吻合,既不过大又不过小;脚趾在鞋中能活动;鞋帮与足弓贴合部位支撑牢固;鞋的后跟稳固,鞋的前尖必须留有一定的空间。忌穿过瘦或过小的鞋,这类鞋会使脚部受到挤压,血液循环受阻,不仅疼痛难忍,而且容易造成大踇趾外翻、鸡眼等脚病,危害身体健康。

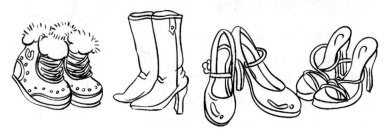

19. 鞋袜穿多久更换较好

人的双脚容易出汗,穿在鞋袜中,汗液不易蒸发。因此,除每晚睡前应洗脚外,最好每天换一次袜子,并经常换鞋,以保持干燥。换下来的鞋放通风处阴干,对于一些不透气的球鞋、胶鞋等最好每周刷洗一次。只有这样,才能更好地发挥鞋袜的保护功能,使足部皮肤经常处于干净环境中。

20. 随地大小便有什么危害

随地大小便是一种不文明的行为,不仅会污染环境、水源等,还会孳生蚊蝇,引起肠道传染病与某些寄生虫病的传播和流行。

21. 大小便憋着为什么不好

很多人只在有明显便意时才去厕所,甚至有便不解,宁愿憋着,这样对健康极为不利。大小便在体内停留过久,容易引起便秘或膀胱过度充盈,粪便和尿液内的有毒物质被人体重新吸收,可导致"自身中毒"。因此,应养成良好的排便习惯,小便不能憋,大便每天早上定时排,身体才会更健康。

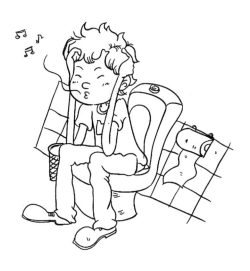

22. 乱倒垃圾有哪些危害

垃圾容易孳生细菌,招来蚊蝇、老鼠,乱倒垃圾是传播疾病的重要渠道;垃圾在放置过程中会腐烂、发酵,散发恶臭,污染大气,危害人们的健康;垃圾中的有害物质会随垃圾渗滤液进入环境,造成土壤和水体的污染;垃圾中塑料袋、废金属等难以降解的物质直接填埋或遗留在土壤中,影响农作物产量和质量,人吃了这些污染的食物可能会得一些严重的疾病。另外,乱倒垃圾影响村容村貌,是一种不文明的行为。

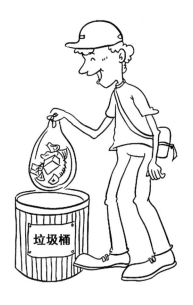

垃圾桶

11

23. 垃圾分类处置有什么好处

实施垃圾分类并处置好处多多：一是节约资源，不浪费，让城市更美观。二是减少占地。生活垃圾中有些物质不易降解，使土地受到严重侵蚀。垃圾分类，去掉能回收的、不易降解的物质，减少垃圾数量达 50% 以上。三是减少环境污染。废弃的电池含有金属汞、镉等有毒的物质，会对人类产生严重的危害；土壤中的废塑料会导致农作物减产；抛弃的废塑料被动物误食，导致动物死亡的事故时有发生。因此回收利用可以减少危害。四是变废为宝。中国每年使用塑料快餐盒达 40 亿个，方便面碗5 亿~7 亿个，废塑料占生活垃圾的 4%~7%。1 吨废塑料可回炼 600 千克的柴油。回收 1 500 吨废纸，可免于砍伐用于生产1 200 吨纸的林木。1 吨易拉罐熔化后能结成 1 吨很好的铝块，可少采 20 吨铝矿。生产垃圾中有 30%~40% 可以回收利用，应珍惜这个小本大利的资源。大家也可以利用易拉罐制作笔盒，既环保，又节约资源。

24. 随地吐痰有什么危害

随地吐痰是一种不文明和不道德的行为，是传播疾病的祸根。因为痰里带有很多的细菌和病毒，这些病菌会黏附在飞扬的尘埃上在空中扩散，其他人吸入致病菌便有可能得病。通过痰液可能传播的疾病很多，如传染性肺结

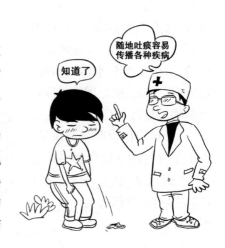

核病、流行性感冒、流脑、麻疹等。例如肺结核病患者的一口痰里，可含有 5 000 多万个结核杆菌，而且结核杆菌可以在干燥的环境中生存很久。随地吐痰会使环境中的致病微生物大大增加，人体吸入后患病的机会也会随之增大。小孩喜欢在地上玩耍，他们的玩具、手就可能沾上湿痰或者干痰，更容易受到感染。由此可见，随地吐痰的危害是很大的。

25. 为什么咳嗽、打喷嚏时要遮掩口鼻

人们在咳嗽、打喷嚏时要是不遮掩口鼻，会将大量的飞沫排到周围的环境中，这些飞沫中可能会存在各种致病的细菌和病毒，如结核杆菌、流感病毒、麻疹病毒等，造成疾病传播。可见，咳嗽、打喷嚏时要遮掩口鼻，这种行为不但是社会文明的表现，更是预防各种呼吸道传染病的有效措施。

在咳嗽、打喷嚏时如果用纸巾遮掩的，要把用过的纸巾扔入附近的垃圾箱；如果是用手直接遮掩的，要立即把手洗干净。

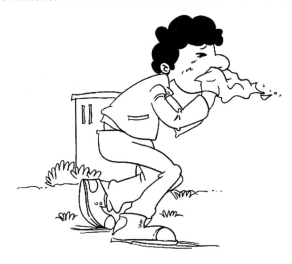

26. 坐车、走路、躺着时为什么不能看书

有些少年儿童边走路边看书,有的乘坐公共汽车时也在看书。我们知道,人的眼睛就像照相机一样,看东西时,通过眼睛的结构,最后在眼底视网膜上映出一个清楚的图像来。坐车、走路时看书,书与眼睛间的距离会不断地变动,导致眼睛不断调焦,很容易导致眼睛疲劳,时间长了对眼睛造成伤害。而躺着看书,主要是因为距离比较近、光线不足、甚至斜着看等,也容易造成近视、斜视。所以,坐车、走路、躺着时不能看书。

27. 为什么坐要有坐相

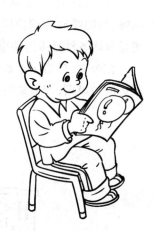

坐有坐相是人们对坐姿的基本礼仪要求。正确的坐姿不仅给人以优雅的美感,从健康的角度讲,正确的坐姿还可使身体处于松弛而不紧张的状态,更有利于人体的健康。颈椎疼痛、肩膀酸软、后背发麻、小腹突出、眼睛近视等病症都与坐姿不正确有关。因此,人们在日常生活中强调"坐有坐相"是很有必要的。通常比较适宜的坐姿是:上身自然坐直,立腰,双肩平正放松;两臂自然弯曲放在膝上,也可以放在椅子或沙发的扶手上;双膝自然并拢(男士可略分开些),双脚平落在地上;在椅子上坐时,应坐椅子的三分之二。

28. 为什么站要有站相

站立是人们生活、工作及交往中最基本的举止之一,学会正

确的站立是十分重要的。从健康角度看,站姿不正确最容易伤害到人的脊柱,导致脊柱弯曲。脊柱弯曲不仅影响人的外形,而且影响人体骨骼的正常生长发育,使人变得驼背、鸡胸、骨盆倾斜,肩不等高、背不等平、腿不等长、身体扭曲、身材矮小。因为外形的异常,会产生自卑心理,影响心理健康。脊柱弯曲还会压迫神经,妨碍神经活动,进而压迫心、肺,影响心、肺的活动,造成病变。另外,站姿不正确还会引起腿部静脉病变等疾病。可见,人们强调"站要有站相"是有道理的。在正式的场合,站姿应保持如下状态:抬头,颈挺直,下颌微收,嘴唇微闭,双目平视前方,面带微笑;双肩放松,气向下压,身体有向上的感觉,自然呼吸;挺胸、收腹、立腰、肩平;双臂放松,自然下垂于体侧,虎口向前,手指自然弯曲;两腿并拢立直,提髋,两膝和脚跟靠紧,脚尖分开呈 V 字形,身体重量平均分布在两条腿上;在非正式场合,如等人或与人交谈的站姿,可采取一种比较轻松的姿势:脚或前后交叉,或左右开立,肩、臂不要用力,尽量放松,可自由摆放,头部须自然直视前方,脊背挺直。

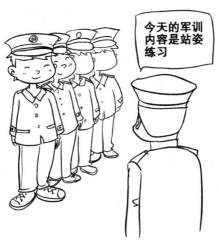

今天的军训内容是站姿练习

29. 为什么生活要有规律

生活要有规律。现代科学证明,人体的任何一种生命活动都具有规律性,例如血压白天高,晚上低;睡觉后能按时醒来等,这些规律就是人们常说的"生物钟"。毫无规律的生活,会导致人体的"生物钟"紊乱,使身体各器官时刻处于紧张状态,导致各器官的功能失调,使人发生疾病。凡是长寿者都有一条共同的秘诀,那就是生活有规律。因此,我国自古以来就提倡"生活有节,起居有常"。

30. 合理睡眠有哪些好处

睡眠与健康有着密切的关系,合理的睡眠能消除全身的疲劳,使身体的各器官得到充分休息,促进各组织的生长发育和自我修补,增强免疫功能,提高人体对疾病的抵抗力,可以说:"合理睡眠是一种天然的补药"。可能有人觉得奇怪,这睡眠还有什么合理与不合理的,不都是闭上眼睛睡觉吗?其实,很多人习以为常的睡眠习惯恰恰是不合理的,如有些人平时忙通宵,周末狂睡;有些人睡前做剧烈运动、暴饮暴食等。其实为保证睡眠质量,最好在睡前完成个人洗漱,做些轻巧的事,让环境安静、安全,使用舒适的被子、床,每天定时入睡与起床等,养成规律后,高质量的睡眠便会带着健康一同陪伴你。

31. 为什么不能经常熬夜

俗话说"睡得香,人健康""吃人参不如睡五更",这些都说明了充足的睡眠对保障人体健康的重要性。熬夜对人体健康的危害极大,会使人疲劳、精神不振,牙龈、牙周发炎等。经常熬夜人的免疫力会下降,易患感冒、胃肠不适等一系列疾病。如果长期熬夜还会慢慢地出现失眠、健忘、焦虑不安等精神症状,给健康带来严重的危害。只有养成定时睡觉的习惯,每天保证充足的睡眠时间,才能维持身体各个器官的正常运转。所以,人们应该学会控制自己的生活习惯,不要经常熬夜。

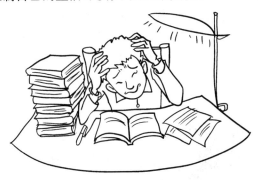

32. 适当午休有哪些好处

适当午休能帮助人消除疲劳、放松心情、减轻压力,对健康有好处。大多数人都愿意在午饭后休息一会儿,这是由于我们体内的生物钟在起作用,是人体保护生物节律的一种方法。不少人都能体会到,午休后工作效率会大大提高,这与午休能使人的心血管系统舒缓,人体紧张度降低有关。另外,从人体的能量平衡角度看,午休也很有好处,因为从清晨到中午,从中午到晚上入睡前,这两个时段都有七八个小时,持续运作会让人体各部分器官的效能降低,而午休正是一种有效的"充电"手段。当然午休时间也不能过久,半小时足够,最多不超过 1 小时,否则会影响晚上的睡眠。

33. 睡懒觉有害健康吗

爱睡懒觉的人极有可能患上心脏、消化道以及呼吸道等方面的疾病。因为长时间的睡眠,会破坏心脏活动和休息的规律,心脏的跳动便会减慢,新陈代谢速率亦会降得很低,肌肉组织松弛,久而久之,人就会变得懒惰、软弱无力,甚至智力下降。爱睡懒觉的人由于不按时进餐,容易得胃炎、胃溃疡等疾病。长时间睡在卧室中,由于室内空气污浊,大量的二氧化碳、细菌、病毒和尘埃容易使人得感冒、咳嗽、咽炎等疾病。还有一些研究表明,睡眠时间过长可能会诱发脑卒中、糖尿病等。

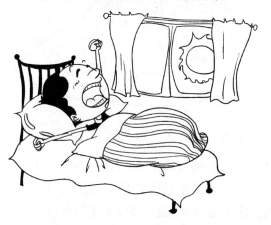

34. 为什么说长时间坐着对身体有害

随着知识经济的到来,坐着工作的人越来越多。长时间坐着虽然舒服,但不利于健康。研究表明,长时间坐着可引起颈椎病、腰椎病、痔疮、便秘、前列腺炎、不孕不育、肥胖等多种疾病。世界卫生组织于 2003 年发布的 1 份报告表明,每年有 200 多万人死于久坐引发的心脏病、糖尿病等。因此,为了健康,久坐的人应经常挪开座椅站起来走走,活动活动,最好连续坐着时间不要超过 1 个小时。

35. 长时间对着电脑有什么危害

随着网络与电脑的普及,人们对于电脑的依赖越来越强,许多人长时间在电脑上工作、娱乐。电脑给人们带来种种方便的同时,也随之带来了健康的损害。长时间对着电脑首当其冲受到伤害的是人的眼睛,可以导致眼疲劳、结膜充血、视力下降、调节力减退、泪液分泌减少等;其次,还会引起头痛、胸痛、颈背痛、面部皮肤病等多种疾病。因此大家一定要注意,长时间对着电脑对身体健康是十分不利的。

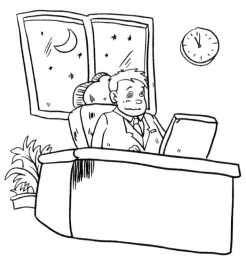

36. 网络成瘾对人体健康有哪些危害

人们知道吸毒会成瘾,其实上网也会成瘾。网络成瘾的人往往对网络操作出现时间失控,而且随着乐趣的增强,欲罢不能,难以自拔。开始只是精神上的依赖,渴望上网,渐渐发展成为躯体的依赖,出现情绪低落、头昏眼花、双手颤抖、疲乏无力、食欲不振等,同时由于眼睛长时间注视电脑显示屏,导致视力下降、眼痛、畏光、适应能力降低等。"社交恐惧症"也是沉迷网络者的显著特征,不愿或不敢与人交往,严重的则是见生人就脸红紧张,说不出话,对现实生活失去兴趣,出现抑郁、行为孤僻等。网络成瘾通常需要进行心理咨询等治疗。

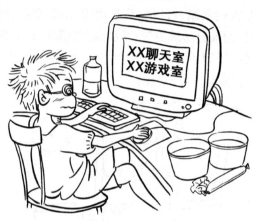

37. 为什么电脑摆放要有合适的高度

电脑摆放高度合适,操作者眼睛视线角度就比较合适舒服,可保证较长时间平视显示器,不会造成过高仰头引起颈椎障碍。如果电脑摆放高度不合适,长时间使用会导致颈椎病。

电脑摆放高度合适的话可以防止正襟危坐,双手舒服地平放在腹部前方,时间较长的话不至于双臂发酸,手控制键盘和鼠标的位置以低于肘部为宜。

38. 长时间用手机有什么危害

长时间用手机眼睛就会有膨胀感,短时性影像重叠,影响视力。频繁按键,可使拇指酸疼。频繁发送短信会导致大拇指酸

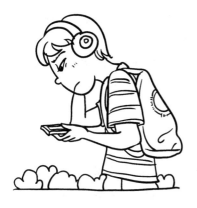

痛、麻木或肿胀等不适症状发生。另外,手机的辐射是比较大的,有屏幕的辐射和机体信号接收辐射 2 种。屏幕的辐射会引起机体免疫力下降,易产生疲惫、恶心等不良反应。手机的信号接收辐射会影响人的脑部神经系统,时间长了会使智力降低。长时间用手机还可形成心理依赖,和网瘾、烟瘾的本质差不多,一晚上不玩手机,就会感到焦虑烦躁,总是提心吊胆地害怕错过电话或信息。同时也会危害到颈椎和腰椎的健康。

39. 吸烟为什么会危害身体健康

吸烟可以导致支气管炎、肺气肿、肺癌、舌癌、食管癌等多种疾病的发生,还会增加患高血压、冠心病等心血管疾病的危险。有资料表明:中国每天有 2 000 人因吸烟而死亡。可见吸烟对健康的危害是很大的。因为香烟的烟雾中含有大量的有毒有害物质,如:焦油中含有多种致癌物质和促癌物质;尼古丁主要侵害人的神经系统,会使人上瘾,降低性激素分泌,杀伤精子,还能使心跳加快,血压升高;一氧化碳使血液输送氧的能力降低,造成头晕、恶心、无力等症状,并可影响心血管功

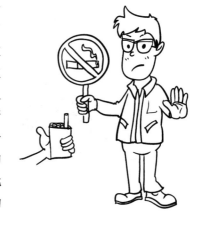

能等。这些有害物质对人体的多种组织和器官均有不同程度的损害,从而危害吸烟者的身心健康。

吸烟不但吞噬吸烟者自身的健康,还会污染空气,危害他人。所以,为了您和他人的健康,请不要吸烟!

40. 被动吸烟有什么危害

被动吸烟又称"强迫吸烟""间接吸烟""吸二手烟",是指不吸烟的人吸入吸烟者吐出来的烟气和香烟燃烧时散发在环境中的烟雾。有资料表明:被动吸烟者吸入的毒性物质的量并不比主动吸烟者少,反而要多出几倍到几十倍。长期被动吸烟,会引起动脉内壁细胞损坏,促进粥样硬化的发生,还会引起肺癌、脑癌、甲状腺癌、乳腺癌、子宫颈癌等肿瘤的发生。被动吸烟的儿童还会出现厌食、生长发育延缓、智力发育延迟等严重问题。因此,抽烟者从家人、朋友健康的角度考虑也应戒烟。

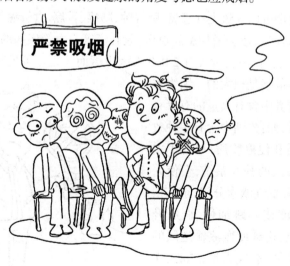

41. 如何合理安排一日三餐

早餐应保证营养充足,适当增加一些含蛋白质丰富的食物,如鸡蛋、牛奶等;中餐应适当吃饱,肉、蛋、豆、蔬菜等搭配合理;晚餐既要提供能满足晚间活动和睡眠的能量,又要防止营养过剩导致肥胖,饮食应清淡,易消化。一般来说,三餐提供的能量比例为:早餐 25%~30%,中餐 30%~40%,晚餐 30%~40%。当然人们还应根据不同的职业、劳动强度和生活习惯进行适当调整。

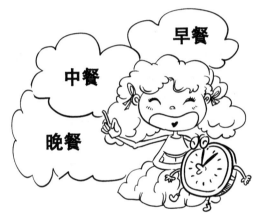

42. 合理膳食有什么好处

合理膳食能提供充足的营养,预防多种疾病的发生发展,延长寿命。合理膳食通过合理搭配不同食物的质量、数量,加上科学的烹调方法,以利于人体对各种营养素的消化吸收,避免因膳食结构的比例失调而出现人体营养素的不足或缺乏。不合理的饮食,营养过度或不足,都会给健康带来不同程度的危害。饮食过度会因为营养过剩导致肥胖症、糖尿病、胆石症、高脂血症、高血压病等多种疾病,甚至诱发肿瘤,如乳腺癌、结肠癌等。不仅严重影响健康,而且会缩短寿命。饮食中长期养素不足,可导致营养不良,贫血,多种元素、维生素缺乏,影响儿童智力生长发育,使人体抗病能力及劳动、工作、学习能力下降。另外饮食的卫生状况与人体健康密切相关,食物上带有的细菌、真菌及毒素和有毒化学物质,随食物进入人体,可引起急、慢性中毒,甚至可引起恶性肿瘤。总之,饮食得当与否,不仅对自身的健康和寿命影响很大,而且影响后代的健康。因此,只有合理的饮食,才能从营养和卫生两方面把好"病从口入"关。

43. 不吃早餐为什么对健康不好

人经过一夜的睡眠,体内食物早已排空,早上如不及时补充食物,会使人体内血糖浓度降低,营养物质缺乏,造成工作和学习注意力不集中,影响效率。久而久之,还可能引起胃炎、胃溃疡,并因胃-结肠反射作用失调而导致便秘等产生。此外,不吃早饭不会减肥,甚至会因为中午时强烈的饥饿感而使午饭吃得过多,能量过剩,引起肥胖。因此,早餐一定要吃,而且最好定时吃饱吃好。

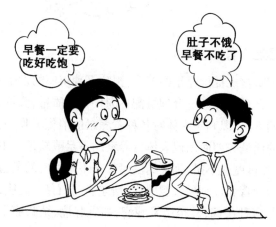

44. 为什么饮食要注意荤素搭配

合理营养是健康的物质基础。荤菜中往往蛋白质、脂肪、脂溶性维生素含量较高,素菜中往往富含纤维素、水溶性维生素,故荤素菜兼吃会形成互补,使营养更均衡,满足人体对能量及各种营养素的需求。如鲜鱼和豆腐搭配,鱼中含有较多的维生素 D,豆腐中含有丰富的钙,将两者合用,可大幅度提高钙的吸收率。

45. 偏食和挑食有什么危害

人体所需的营养素是多种多样的,但现在世界上还没有任何一种食物能提供人体全面的营养。人们只能通过吃多种食物才能获得足够的营养,保持营养的平衡。长期偏食和挑食,会导致某些营养素的摄入不足或过量,影响人的生长发育与新陈代谢,甚至引起疾病,危害健康。

46. 甜食能多吃吗

甜食中含有大量糖分,可以提供能量,在饥饿时、需要提高注意力时少量进食甜食对身体有益。但摄入甜食过量,多余的糖分会转化成脂肪,使人体肥胖,引发高血压、糖尿病、胆结石等多种疾病;其次,儿童食用过多甜食还会因食欲减退而引起营养不良,出现肥胖或消瘦;此外,因糖分分解需要消耗钙,多吃甜食还会引发龋齿和近视的发生。可见,甜食只宜适量吃,不可

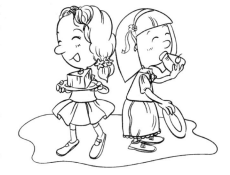

多吃。

47. 如何科学互换食物

科学互换食物的前提是要根据我国各人群的膳食指南、不同的劳动强度及实际情况把营养与美味结合起来,按照同类互换、多种多样的原则调配每日用餐。同类互换就是以粮换粮、以豆换豆、以肉换肉。要避免久食生厌。例如大米可与面粉或杂粮互换,大豆可与相当量的豆制品互换,瘦猪肉可与等量的鸡、鸭、牛肉互换,鱼可与虾、蟹等水产品互换。

48. 为什么食用油要适量吃

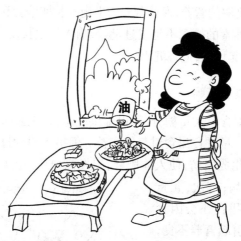

专家提醒:每人每日摄入食用油 25~30 克。

食用油包括植物油和动物油,主要成分是脂肪。脂肪是人体能量的重要来源之一,并可提供必需脂肪酸,有利于脂溶性维生素的消化吸收,但是脂肪进食过多会引起肥胖、高血脂、动脉粥样硬化等多种慢性疾病。因此,炒菜时用油要适当,别过量,特别有的地区居民喜欢用动物肥肉烧成的油炒菜,这类动物油含饱和脂肪酸和胆固醇较多,更应少吃。

49. 为什么盐不能多吃

高血压流行病学调查证实,人群的血压水平和高血压的患病率均与食盐的摄入量密切相关,临床高血压干预治疗也证实,当盐吃得多时,血压就升高。盐吃得多不仅会造成人体血压升高,还会加重糖尿病、诱发支气管哮喘、加速肾病患者肾功能减退等。因此,在日常生活中要控制盐的用量。中国营养学会建议健康成年人1天的食盐摄入量不宜超过6克,相当于1.5个啤酒瓶盖的容量。糖会掩盖咸味,不能仅凭品尝来判断食盐是否过量,用量具量取更为准确。此外,酱油、味精等调味品以及咸菜等食品中也含有盐分,在食用时应相应减少食盐的量。

50. 蔬菜和水果可以适当多吃吗

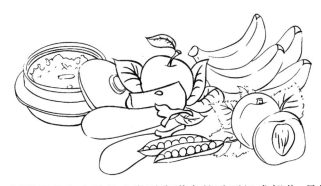

新鲜蔬菜和水果是人类平衡膳食的重要组成部分,是维生素、矿物质、膳食纤维和植物化学物质的重要来源。多吃蔬菜水果对保持身体健康,维持肠道正常功能,提高免疫力,降低患肥胖、糖尿病、高血压等慢性疾病的风险有重要作用。《中国居民膳食指南（2016）》推荐我国成年人每天吃蔬菜 300~500 克、水果 200~350 克。

51. 为什么每天都应吃一些奶类、豆制品

奶类营养成分齐全,蛋白质、维生素和钙含量高,容易消化吸收,是一种营养价值很高的食品,也是膳食钙质的极好来源。儿童青少年饮奶有利于其生长发育,增加骨密度;中老年人饮奶可以减少其骨质的丢失,有利于骨健康。大豆含有丰富的优质蛋白、不饱和脂肪酸、钙及 B 族维生素,是膳食中优质蛋白质的重要来源。多吃大豆及制品能提高蛋白质摄入量,防止过多消费肉类带来的不利影响。奶类、豆制品虽然都是营养价值较高的食品,但各种营养素含量有所不同,各有优点。因此,二者每天都应适当吃一些。有高血脂和超重肥胖倾向的人群应选择减脂、低脂、脱脂等奶及制品。

52. 为什么吃饭最好细嚼慢咽

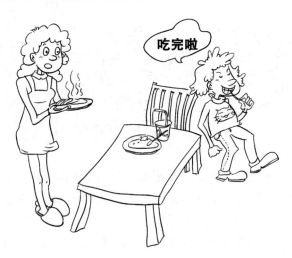

食物的消化是从口腔开始的,在口腔内通过咀嚼,与唾液混合,形成食团,咽下入胃。细嚼慢咽,有利于唾液将淀粉分解为麦芽糖,减轻胃的负担。吃得太快,一是会增加胃的负担,引起消化不良,时间长了会发生胃肠道疾病;二是会导致肥胖,因为人在吃东西时,大脑对于咽下的食物需要一定的反应时间,吃得过快,等大脑发出吃饱的信号时,实际上已经吃多了,久而久之,容易导致肥胖。

53. 暴饮暴食有什么危害

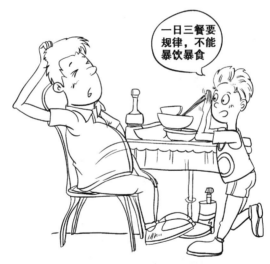

> 一日三餐要规律,不能暴饮暴食

一日三餐是一种规律的饮食习惯,如果打破,就容易发生疾病。暴饮暴食,轻者头昏脑涨、精神恍惚、腹痛、腹胀,重者可能出现急性胃肠炎、肠梗阻、胆囊炎,甚至胃出血、急性胰腺炎,危及生命。对于既往有肝炎病史的人,吃下去的如果是大鱼大肉,或喝大量的酒,还会加剧肝脏超负荷运转,使肝功能受损,诱发肝炎的急性发作。经常暴饮暴食不单单会改变身体,使体形变胖,还会导致心理上的依赖,当遇到压力或心情郁闷时就会通过暴饮暴食来缓解,而这危害更大。

54. 吃过多零食有什么危害

零食多具有香、甜、酸、咸等浓重味道,可刺激味觉,常吃零食会使味觉变得迟钝,影响食欲。而且吃过多零食,人的胃会经常处于似饱非饱的状态,影响正餐的进食,久而久之,会造成营养不良或营养过剩。比如经常吃煎、炸、烧、烤或高糖零食,可能会造成糖分或有害物质摄入过多,而维生素、纤维素、微量元素等不足。加工不严格的零食还可能有细菌或病毒污染、添加剂滥用等问题,吃了可能会危害人体健康。因此,零食只可少吃,不可多吃。

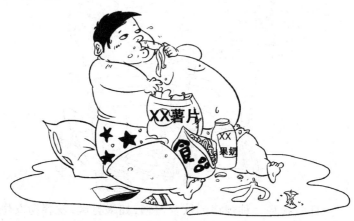

55. 边吃饭边看电视有什么危害

好的进餐环境不仅能增加享受食物的乐趣,还会促进消化液的分泌,增进食欲。边吃饭边看电视,人的注意力往往集中在电视节目而忽视了食物的味道,既影响食欲,又影响身体对食物

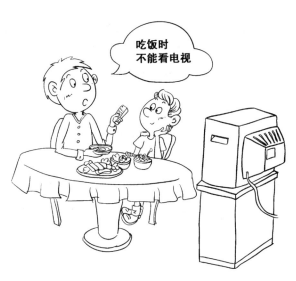

的消化和吸收。有些人看电视还会不知不觉地吃多,增加肥胖发生的风险。

56. 喝醋能解决鱼刺卡喉吗

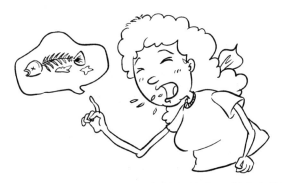

吃鱼时被鱼刺卡喉,是生活中常有的事。很多人误以为食醋可以使鱼刺软化、溶解,其实这是不对的,常用的喝醋方法并不能真正起到软化鱼刺的作用。因为醋只能短暂地经过被卡部位,不仅效果有限,而且醋还可能会灼伤黏膜,引起食管水肿。因此,当喉部被鱼刺等卡住时,正确的做法是保持放松的状态,然后喝适量的水。如果鱼刺冲不下去,就要尽快去医院处理。

57. 饭后能马上剧烈运动吗

不能。这是因为饭后血液主要集中于胃肠道,若饭后立即进行剧烈运动,会使血液重新分配,减少了胃肠道的血液供给,抑制消化液的分泌,影响食物的消化和吸收;还有就是,饭后剧烈运动会对胃肠道造成不良的刺激,容易引起恶心、呕吐、腹痛等,长此以往会导致胃痛、消化不良、溃疡、胃下垂等。

58. 变质食品为什么煮透后也不能吃

食品腐败变质,食品的组成成分如碳水化合物、脂肪、蛋白质等发生了分解,产生了一些有害物质,这些有害物质多不能通过加热食品而消失。因此,变质食品即使烧熟煮透,也不能吃。

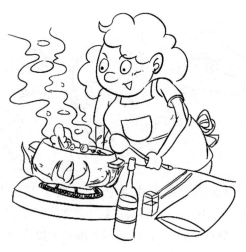

59. 为什么生吃水果蔬菜要洗净

水果蔬菜种植在泥土中,浇水、施肥、打药使蔬菜水果的表面可能黏附有寄生虫的虫卵或能致病的细菌、病毒以及残留农药、化肥等。生吃未清洗干净的蔬菜水果,就有可能感染致病菌或寄生虫,还可能把农药等化学毒物吃进体内引起食物中毒。因此,水果蔬菜在食用前,务必清洗干净。

60. 食品包装要注意哪些卫生问题

林某买了一盒包装精美的月饼,全家人吃后都出现了呕吐、咳嗽等症状,经查是食用了过量的甲醛引起的,原来是木质包装盒甲醛超标从而污染了月饼。

使用不清洁的或非食品用包装材料包装食品会使食品受到污染。比如用报纸包食品会沾上油墨、用白纸包食品可能会沾上漂白剂等污物。我们在购买食品时应留心包装外观是否清洁卫生、有无破损以及包装材料是否是国家明令禁止的材料。购买食品包装袋也不要贪图便宜,一些小型个体塑料加工厂生产的塑料包装袋尽管价格低,但存在卫生安全隐患。

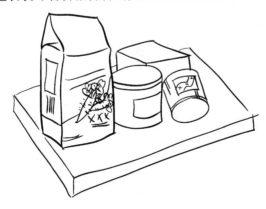

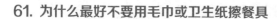

61. 为什么最好不要用毛巾或卫生纸擦餐具

使用未经消毒或消毒不过关的毛巾、卫生纸来擦拭已清洗干净的餐具,只会对餐具带来新的污染。有些卫生纸在生产过程中会加入一些对人体有害的荧光剂、漂白剂等,这些物质进入人体,易引起肠炎、痢疾、腹泻等肠道疾病,有的甚至可能致癌。因此不能用毛巾或卫生纸擦餐具。

62. 过量饮酒有什么危害

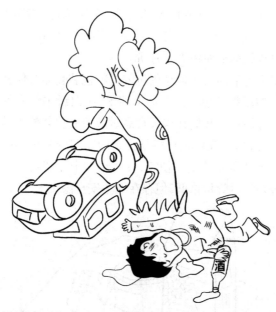

过量饮酒不仅危害个人及后代健康,也会带来严重的社会问题。长期过量饮酒的危害主要有:①损害神经系统,引起神经衰弱、记忆力减退、视力减退等,造成慢性酒精中毒;②造成肝脏受损,肝组织硬化,即所谓"酒精肝",甚至继发癌变;③升高血

压、血脂,加重心脏负担,引起高血压病、冠心病、脑中风等;④损害生殖细胞,使精子、卵子活力降低,甚至变形;⑤损害口腔、食管、胃肠以及胰腺的功能,引发食管炎、胃炎、胃溃疡、胃出血、胰腺炎等;⑥社会问题:酒后驾车容易引发交通事故,酗酒还可引发暴力事故等。

因此许多国家的膳食指南都建议居民饮酒要限量,一般成年男性一天饮用的酒精量不超过 25 克,女性不超过 15 克。

63. 浓茶能解酒吗

很多人习惯酒后喝一杯浓茶,以为这样可以解酒,其实不然。酒精进入人体,在肝脏中转化为乙醛,再变成乙酸,乙酸分解成二氧化碳和水,经肾排出体外,这是一个循序渐进的过程。而酒后喝浓茶,茶叶中的茶碱等会迅速通过肾脏产生强烈的利尿作用,使代谢的中间产物——乙醛过早地进入肾脏,造成肾功能损害。另外,酒精和浓茶对人体都有兴奋作用,饮茶对醉酒人的心脏来说,等于火上浇油,加重了心脏负担。

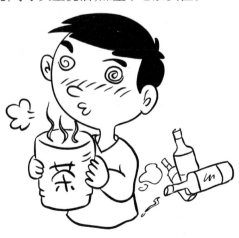

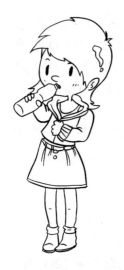

64. 为什么不能喝生水

生水中可能含有许多肉眼看不见的细菌、病毒、寄生虫卵等；而自来水厂的供水虽然经过净化、消毒处理，出厂时也达到了生活饮用水卫生标准，但在管网输送和二次供水贮存过程中，也有可能被再次污染，当人们饮用了这些不卫生的水后，就容易得病。将水煮沸，既可杀灭水中的病菌，还可去除一些对人体健康有害的化学物质。因此，水要烧开才能喝。

65. 人感到渴了才喝水的习惯好吗

正常生理条件下，人体经尿液、粪便、呼吸和皮肤排出水分，通过食物和饮水等补充水分，使人体内水分处于一种动态的平衡状态。当人感到口渴时，体内已经是严重缺水了。这时候再补充水分，就迟了。水是生命之源，水分失衡会影响体内的物质代谢。因此，不要等口渴了才喝水。

66. 为什么人渴了喝水不能过急

"渴甚忌急饮"，也就是说渴极了不要急忙大量饮水。饮水过多过快，会增加心、肾负担，还会使血液浓度降低，影响全身氧的交换，出现心慌、气短、出虚汗等不适。患有心脏病、高血压、肾病和水肿的人更应注意喝水不能过急。为了维持机体内水的平衡，

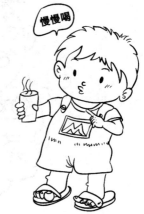

慢慢喝

要随时补充丢失的水分,最好是多次少量地饮水。

67. 烧开的水再多烧 3 分钟会更安全吗

我们国家的自来水一般都采用氯化消毒,而氯与水中残留的有机物结合,会产生卤代烃、氯仿等多种致癌化合物,所以必须再烧开一段时间才能让其全部消除,水开后等 3 分钟再熄火,就能让水里的氯含量降至安全饮用标准。另外,看似开水在沸腾,其实实际测量其温度有时尚未达到 100 摄氏度,所以一定要让它再继续翻滚几分钟,同时最好是水开后,再开盖沸腾 3~5 分钟。

68. 为什么要特别注意居住环境的卫生

人们要健康长寿,需要有一个良好的生活环境。有资料表明,人类 70% 以上死因与环境因素和不健康的生活方式有关,尤其是癌症,80% 以上癌症的发生与环境因素有关。因此,我们应做到经常打扫居室,保持室内卫生,禽畜圈养、垃圾定点分类

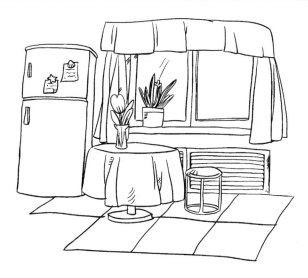

存放，及时清理厨房、厕所，污水统一排放。一个卫生整洁的居住环境，可以使人倍感舒适，呼吸新鲜空气，避免疾病的发生。

69. 居室经常开窗通风有什么好处

人的一生大部分时间在室内，而室内各种化学装饰材料、人群活动、人体呼吸过程中产生的一些挥发性物质会引起空气污染。在这些污染物中，各种细菌、病毒、微尘粒子、有毒有害气体等，可以严重损害人体的健康，引发各种疾病。勤开窗通风可以使新鲜空气流通，稀释和减少室内细菌、病毒的含量，而且阳光中的紫外线也能杀死多种致病微生物，从而保证室内良好的卫生环境，减少疾病的发生。

70. 勤晒被褥有什么好处

被褥放在阳光下晒晒，不仅睡觉时感到暖和、舒适，而且对预防疾病大有好处。阳光中的紫外线，是一种天然的"消毒

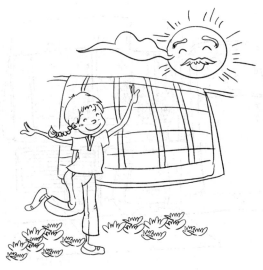

剂"，有很强的杀菌作用。一般附着在衣服被褥上的病原体，经阳光直接暴晒 3~6 小时就可被杀死，如伤寒、副伤寒、菌痢等病原体只要暴晒 2~3 小时就会死亡，流感、流脑、麻疹、水痘等呼吸道传染病病原体，经暴晒死亡得更快。因此勤晒被褥是一项简便易行的卫生防病措施。

71. 居室为什么要经常打扫

室内环境的好坏直接影响居住者的健康。加拿大一卫生组织的调查显示，有 68% 的疾病是由于室内污染引起的。经常打扫居室可以降低室内污染，减少疾病的发生。例如能降低室内灰尘和螨虫的数量，减少过敏性疾病的发生；能减少空气细菌和病毒数量，降低感冒等传染性疾病的发病率；另外，室内的卫生状况和蟑螂的侵害程度有直接关系，搞好卫生是防治蟑螂的基础。

72. 彻底消除"四害"对居住有哪些好处

居室"四害"是指苍蝇、蚊子、老鼠和蟑螂。这"四害"身上携带有多种病原体，可造成环境污染、疾病流行。如苍蝇可传播

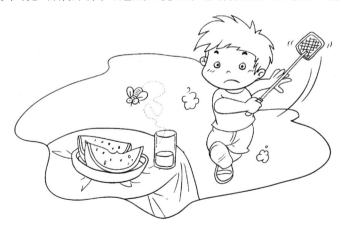

痢疾、甲型肝炎、急性胃肠炎、沙眼、霍乱等几十种疾病；蚊子能传播流行性乙型脑炎、疟疾、丝虫病、登革热等 80 余种疾病；蟑螂身上会携带痢疾杆菌、沙门氏菌、铜绿假单胞菌、变形杆菌、蛔虫卵等病原体；老鼠除了能传播鼠疫、流行性出血热、钩端螺旋体病、地方性斑疹伤寒等数十种疾病外，还喜欢偷吃粮食，会咬坏家具、损坏电器，危害极大。因此，居室彻底消灭"四害"，生活才会更健康。

73. 厨房用后为什么要及时清理

厨房是家庭做饭的场所，保持清洁卫生非常重要。

烹调食物时产生的油烟约含有 200 余种成分，其中包括许多对人体有害的化学物质，是厨房重要的污染源。油烟在厨房里长期积累，会形成厚厚的油垢，使真菌繁殖。另外，厨房内油污和食物残渣如不及时清理，就会成为蟑螂、老鼠等有害生物的"美味佳肴"。因此，厨房清理的首要原则就是要随时清洁，发现油污、灰尘、食物残渣等及时去除。

74. 房前屋后的卫生为什么也要经常打扫

做好房前屋后的卫生，可有效排除环境中存在的各种卫生安全隐患，营造一个干干净净、漂漂亮亮、整洁有序的院落环境。另外，蚊子、苍蝇、老鼠、蟑螂等会传播许多疾病。做好房前屋后的卫生，翻盆倒罐，清除杂草和积水，可消灭蚊虫孳生地，预防

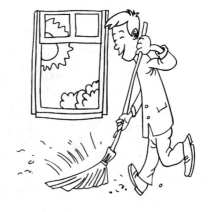

登革热、乙脑和疟疾等蚊媒传染病的发生。

75. 为什么煤炉最好不要放室内使用

一个冬天的晚上,寒风刺骨,陆某和妻子将煤炉点好后放在床边,妻子为了防止室内太闷,还特意将窗户开了两三厘米的小缝。第二天,妻子醒来时发现丈夫一动不动,毫无反应,自己也感到四肢乏力,透不过气来,这才想到是煤气中毒了,赶紧拨打了"120"……

家庭中煤气中毒主要指一氧化碳中毒,多见于冬天用煤炉取暖,门窗紧闭,排烟不良时。一氧化碳是一种无色无味的气体,不易察觉,常在意外情况下,特别是在睡眠中,不知不觉就中毒了。因此,煤炉最好不要放在室内使用,尤其是空间较小的室内。如果没其他取暖设施,只能用煤炉取暖时,必须合理使用:包括检查炉具是否完好,如发现有破损、锈蚀、漏气等问题,要及时更换并修补;检查烟道是否畅通,有无堵塞物;烟囱的出风口要安装弯头,防止因大风造成煤气倒灌;屋内要安装排风器;晚上睡觉前要检查炉火是否封好、炉盖是否盖严、风门是否打开等。

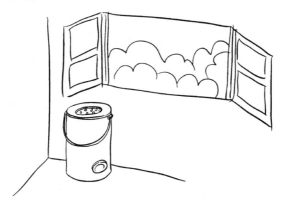

76. 厕所为什么要保持清洁卫生

厕所是容易产生污染的场所。人的排泄物、洗涤的脏水、清洁消毒的化学品、燃气热水器的废气等均是污染的主要来源。厕所的环境相对密闭、湿度大、空间小,也为致病细菌、真菌、螨虫等有害生物创造了良好的孳生条件,导致室内产生大量致病

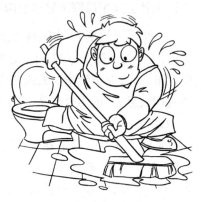

原和过敏原。复旦大学一项调查发现,32%的抽水马桶上有痢疾杆菌。因此,马桶最好每隔一两天清洁、消毒一次;绒布垫最好不要用,如果一定要用,则要经常清洗消毒;养成冲水时盖上马桶盖的习惯。另外,卫生间中不要集中放置过多的清洁剂等化学用品,应保持良好的通风,避免潮湿和空气污染。

77. 为什么要保持抽油烟机的清洁卫生

抽油烟机,如果不定期清洗,其毒性的油烟就会排放不畅,弥散率会增大;一般抽油烟机使用三个月后,叶轮、烟道上将粘有大量的油污,增加叶轮的重量,可能会加大电机启动电流量,同时也可能加大噪声。油污经过长期积累,发生氧化形成酸性物质,容易腐蚀抽油烟机,使抽油烟机生锈。油污长期积累在油烟机内部、烟道内部还将形成火灾隐患。叶轮和烟道上的油污增加了黏性,使排气不顺畅,增加了油烟在厨房的扩散,危害健康。使用抽油烟机的时候要保持厨房内的空气流通,防止厨房内的空气形成负压,保证抽油烟机的抽吸能力;为避免噪声或

振动过大、滴油、漏油等情况的发生,应定时对抽油烟机进行清洗,以免电机、涡轮及抽油烟机内表面沾油过多。

78. 阳台为什么要保持清洁卫生

阳台作为住宅与外界交流重要的空间,是居住者呼吸新鲜空气、晾晒衣物、摆放盆栽的地方,阳台的卫生不容忽视。许多人喜欢在阳台上堆放杂物,有的还在阳台上养鸡、养鸟,这样不仅会影响居室的美观、舒适,而且还会污染室内环境。因此阳台要经常清洁,尽量保持开阔明亮。

79. 为什么要坚持湿式打扫

平时我们常用扫把扫地,用鸡毛掸子掸家具上的灰尘,其实这样会使空气中扬起大量的灰尘、细菌等。正确的做法应是湿式打扫,用湿抹布擦或湿拖把拖,如果没有,就洒水后再扫,尽量不干扫,避免空气中的细菌、螨虫等随灰尘飞散传播或被吸入肺内,引起肺部疾病、螨虫过敏等。

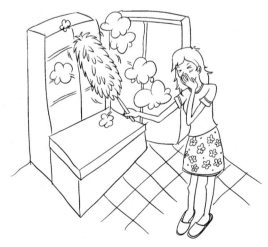

80. 为什么夏天空调温度与外界温度不应相差太大

夏天使用空调,如温度调的太低,会造成室内外温差过大,人体在忽冷忽热的环境中活动,很容易出现"空调病",如经常头痛、感冒、疲惫无力等,有的还会诱发或加重风湿痛、心脏病和胃肠道疾病,妇女还容易出现月经不调、下腹部疼痛等。因此,使用空调时,房间内、外温度以相差 5 摄氏度左右为宜。

81. 为什么要防空调病

长时间在空调环境下工作学习的人,因空间相对密闭,空气不流通,致病微生物容易滋生,且室内外温差较大,机体适应不良,会出现鼻塞、头昏、打喷嚏、耳鸣、乏力、记忆力减退、四肢肌肉关节酸痛等症状,且常会有一些皮肤过敏的症状,如皮肤发紧发干、易过敏、皮肤变差等。这类现象在现代医学上称之为"空调综合征"或"空调病"。"空调病"的预防:使用空调必须注意通风,每天应定时打开窗户,关闭空调,通风换气,使室内保持一定的新鲜空气,且最好每两周清扫空调机一次;从空调环境中外出,应当先在阴凉的地方活动片刻,在身体适应后再到太阳光

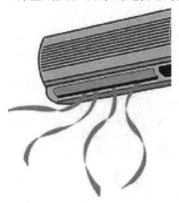

下活动;若长期在空调室内者,应该到户外活动,多喝开水,加速体内新陈代谢;空调室温和室外自然温度差值不宜过大,以不超过 5 摄氏度为宜,夜间睡眠最好不要开空调,入睡时关闭空调更为安全,睡前在户外活动,有利于促进血液循环,预防"空调病";在空调环境下工作、学习,

不要让通风口的冷风直接吹在身上,大汗淋漓时最好不要直接吹冷风,这样降温太快,很容易生病;严禁在室内抽烟;为防止汗腺或皮脂腺阻塞,应经常保持皮肤的清洁卫生。由于经常出入空调环境、冷热突变,皮肤附着的细菌容易引起感染化脓,故应常常洗澡,以保持皮肤清洁。

82. 为什么楼道的卫生也要经常打扫

楼道是大家每天都要经过的地方,如果每个人都爱护它,保持卫生,我们生活的环境就会更加美好、温馨、和谐,还可使邻里关系更加和睦。打扫楼道卫生,把每一层的烟头、纸屑、果皮、树叶集中在一起,再扫进垃圾斗倒进楼下的垃圾箱。焕然一新的楼道,可使居民心情更加愉悦。

83. 为什么居室周边要绿化美化

居室周边绿化美化不仅可以绿化和美化家园,同时还可以起到防止水土流失和调节气候等作用。居室周边绿化美化可净化小区环境,做到"春有花,夏有荫,秋有香,冬有绿",使小区形象更美、环境更优、品位更高。这样才能使居民在良好的环境中健康、快乐的学习和工作。

84. 电风扇能长时间对着吹吗

对着电风扇长时间地吹,被风吹到的体表皮肤温度低,血管收缩,而未吹到风的体表皮肤温度仍很高,血管舒张,这样会导致血液循环分布不均,体表汗液排泄失调,身体体温达不到平衡,从而患上"电风扇病"。主要表现为:头痛、胸闷、恶心呕吐、疲乏无力、鼻塞咽痛、腰背酸痛、面瘫等。无明显症状的冠心病、高血压病患者,长时间对着电风扇吹,会使病情加重,易突发心绞痛、心肌梗死或脑血栓。因此,在使用电扇时要注意:浑身闷热、大量出汗时,不要马上吹电风扇;孕妇、产妇、婴幼儿及年迈体弱者,尽可能不用电风扇,如果要用,应避免近距离、长时间地吹;晚上睡觉最好使用定时或摇头电扇,若要彻夜吹,应开至微风挡,从侧面或床底吹风;患有感冒、关节炎、心血管疾病及久病未愈者,尽可能不要用电风扇。

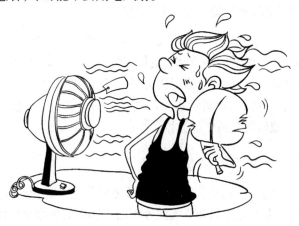

85. 如何妥善存放农药

农药是一类对人体具有极大危害的有毒化学物质,必须妥善保管。首先,农药要防止误服误用,不要放在小孩容易拿到的地方,也不要用饮料瓶装农药;其次不要存放在人群起居频繁的客厅、卧室等地,以免农药挥发使人体长期吸入,造成慢性损害。因此,农户最好要有专门储藏农药的储藏间,或将农药锁在柜子中单独存放,保持干燥阴凉,并由专人保管。

86. 如何妥善存放药物

一般家庭都存有常用药物,以防治小伤小病或慢性病。正确存放药物是维持药物疗效,防止误服、误用的关键。药物保管不当,不但不能治病,还可能造成严重的后果。因此家庭药物的存放应注意以下几点:一是药物应放在小孩不易拿到的地方,教育小孩不要随便玩药物,更不要品尝药物,以免造成危害;二是药物应合理分类摆放,外用药和内服药分开,不要用空的药瓶装其他药品,以免误服;三是应注意药品的保管条件,避免高温、光照和潮湿等;四是过期或变质的药物应及时清理,不能继续服用。

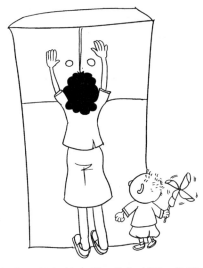

87. 为什么要注意过期药物的清理

调查显示,我国约有 78.6% 的家庭存有备用药品,更有 82.8% 的家庭没有定期清理过期的药品,90.1% 的被调查者有将过期药品随意丢弃的经历,家庭药箱中 30%~40% 的药品超过有效期 3 年以上,家庭过期药品不清理正成为家庭用药的"炸弹"。药品过期危害多多:药品过期后其有效成分含量降低,药品发挥不出原来的药效。有时,甚至还会导致药品化学成分的改变,对人体产生损害。比如,维生素 C 在空气中放置时间过长,容易被氧化,而氧化后的维生素 C 对人体有害。磺胺类、青霉素类药品过期,则容易引发过敏和休克。药品存放的温度不达标,药品自身可能分解出一些有害杂质,这些杂质对人体容易造成一定危害;药品长期存放在干燥的地方会脱水;存放在潮湿处,药品也会吸潮。吸潮或脱水后的药品进入人体内会不分解,因此,人体吸收不到有效成,"吃了等于白吃"。冲剂、蜜丸等加入赋型剂的药品,在一定温度下会发生霉变,孳生细菌,而这种霉变是用肉眼难以识辨的。

88. 为什么强调运动要适量

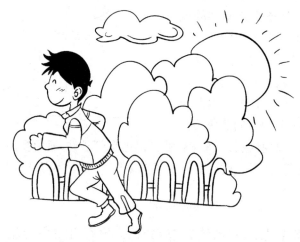

　　适量运动指运动方式和运动量适合个人的身体状况。适量运动不但有助于保持健康的体重,还能有效降低患高血压、脑卒中、冠心病、糖尿病、结肠癌、乳腺癌和骨质疏松等慢性疾病的风险;适量运动还有助于调节心理平衡,可有效消除压力,缓解抑郁和焦虑症状,改善睡眠。健康人可以根据运动时的心率来控制运动强度,以运动后每分钟心率达到 170 减去年龄最为相宜,每周至少运动 5 次,每次运动时间不少于 30 分钟。

　　动则有益,关键要做到持之以恒、适度量力。高血压、冠心病等心脑血管疾病患者应选择慢跑、步行、打太极拳等舒缓运动,颈椎病患者在锻炼前要充分活动颈部,锻炼时要注意手臂、肩部等与颈椎密切相关部位的感觉等。

89. 体力劳动能代替体育锻炼吗

体力劳动由于受工作特点和生产劳动方式的限制,身体只能有一个或几个肌肉群得以活动,很容易感觉疲劳。如果不能适当地结合体育活动和休息调整,就会引起一些疾病。例如:长期单调的弯腰动作,容易得腰肌劳损;长时间站立者,容易导致下肢静脉曲张。而体育运动可以使人体全身机能得到锻炼,使肌肉健壮有力,增强心肌收缩力,改善血管弹性,增加肺活量等。

所以体力劳动是不能完全代替体育锻炼的,适当的体育锻炼可以作为从事体力劳动前的准备活动,这样有助于消除劳动后的局部疲劳。

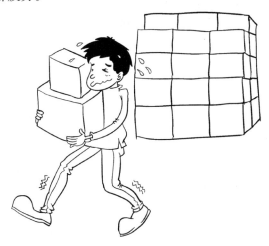

90. 为什么说步行是锻炼身体的最好方法

1992 年,经过大量的科学研究,世界卫生组织提出:世上最好的运动是步行。这是因为人体的各种解剖结构、生理功能、心肺状况、骨骼肌肉等方面最适合步行。步行对控制血压、降低胆固醇、控制体重都有很大的好处。步行不受气候、温度、场地、经济条件等因素制约,一年四季都可以;步行最符合运动的三原则,一是有恒,即经常的、规律的;二是有序,即循序渐进;三是有度,即适度。因此,步行是良好的保健运动。

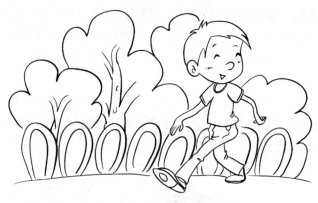

91. 经常参加文娱活动有什么好处

积极参加文娱活动有益于身心健康,健康、愉快的娱乐活动能使人得到精神上的享受,能够帮助人们松弛身体、消除疲劳、舒畅精神,从而精力充沛地投入工作。老年人也可参加一些文娱活动,如唱歌、跳舞、垂钓、下棋等。62 岁的方奶奶跳了几年的健身操,现在的她不仅吃得甜、睡得香,而且多年的风湿病症状也减轻了很多,简直是童颜鹤发、精神矍铄!

92. 多听音乐有什么好处

多听音乐好处有:音乐可以让身体放轻松,好的音乐可以纾解压力,避免因自律神经紧张失调而导致慢性疾病的发生;音乐可以敲开封闭的心灵,疏解忧郁苦闷的心情,甚至还可以做到某些程度的心灵治疗;音乐可以刺激脑部,活化脑细胞,适当的音乐刺激对脑部的活动有很大的帮助,甚至可以达到防止老化的功效;音乐可以提升创造力、企划力以及刺激右脑,尤其是古典乐曲,对右脑的训练与发展是很有帮助的;音乐可以帮助入眠、提高

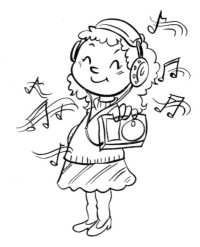

免疫力、加快神经传导速率、增强记忆力与注意力,让人的身心都得到适度的发展、解放;音乐的旋律可以使婴儿呼吸平静、心跳减缓,让婴儿不再哭闹不安,也可以刺激婴儿的大脑思维能力,让他变得更聪明。

93. 为什么要特别注意交通安全

随着社会的快速发展,交通工具越来越发达。人们在充分享受现代科技带给我们便利的同时,也在付出沉重的代价——

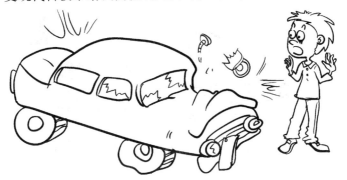

交通事故正每天发生并成倍增长。目前我国道路交通事故死亡人数居世界第一。据统计,近几年来,每年死于交通事故的人数都超过了 10 万人,平均每天死亡 300 人,每 4.8 分钟就有 1 人死于车祸。所以交通事故猛于虎,人人都要牢记心。

94. 走路为什么要靠边行走

我国交通安全法规定:行人应当在人行道内行走,没有人行道的靠路边行走。目的是让行人和车辆各走各的路,避免交通拥堵,减少事故的发生。

95. 横穿马路为什么要走斑马线

在城乡的马路上,随处可见用白色平行线组成的"斑马线",这就是人行横道。设人行横道的目的是为了交通安全。我国交通安全法规定:行人通过路口或者横过道路,应当走人行横道或者过街设施。还规定机动车行经人行横道时,应当减速行驶;遇行人正在通过人行横道,应当停车让行。因此,斑马线的设立,等于在马路上划出了一条人行安全线。

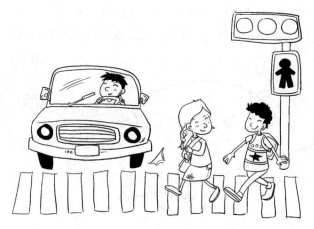

96. 为什么驾车要遵守交通规则

在我国,交通事故每死三个人,其中就有两个是因违章驾驶引起的。违章的原因主要有两类,一类是超重、超载、超车;另一类是酒后驾车,如"笑星"洛桑、著名演员牛振华均先后因酒后驾车发生交通事故不幸死亡。也许,车祸的发生只源于一个小小的疏忽,但造成的车毁人亡、家庭支离破碎的后果是一辈子都无法弥补的。因此,为了您和他人的生命安全,请遵守交通规则。

97. 为什么要远离毒品

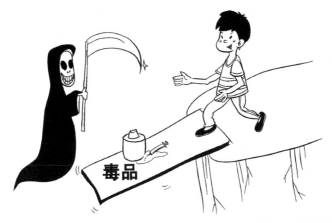

毒品是指鸦片、海洛因、吗啡、大麻、可卡因以及国家规定管制的其他能够使人成瘾的麻醉药品和精神药品。吸毒会对人的身心和社会造成危害:①吸毒会使人成瘾,当无毒品使用或企图戒除时,会出现严重的戒断反应,使人痛苦难耐;②吸毒不仅可以直接损害人的大脑,影响中枢神经的功能,还会导致人体免疫功能下降,使身体日渐衰弱甚至死亡;③静脉吸毒还会传播艾滋

病、病毒性肝炎等；④孕妇吸毒会导致胎儿畸形及发育障碍、流产、早产或死胎；⑤吸毒极易诱发多种违法犯罪活动,危害家庭及社会的安定。

98. 不安全的性行为有哪些危害

不安全的性行为是指有多名性伴侣,又不正确使用或不使用避孕套而有体液交换的性行为。由于有血液、精液或阴道分泌液等的交换,就可能发生乙肝、艾滋病、性病等传染病的传播。此外,不安全性行为还可能导致意外怀孕、人工流产等,影响身心健康。很多

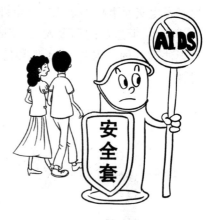

人在不安全的性行为后常常出现比较严重的心理后遗症,担心自己被感染上性病、担心被家人特别是自己的配偶知道等,心理上后悔、自责甚至长期忧虑、惊恐,损害健康。所以,要避免不安全的性行为,忠实一个伴侣、不搞性乱。

99. 为什么骑摩托车要戴帽(头盔)

骑摩托车要戴帽(头盔)主要是从安全角度考虑的。摩托车骑行,尤其是长距离骑行,如果发生交通事故,无论哪类头盔,都能抵抗冲击,保护头脑,使大脑损伤降到最低程度。

100. 为什么副驾驶也要系安全带

副驾驶在乘坐汽车时不系安全带,如果发生碰撞,将造成很

大的伤害。副驾驶乘坐汽车时一定要系好安全带,因为在发生碰撞时,安全带可以将人固定在座位上,不易被甩出车外,可避免对人员造成二次伤害。

101. 为什么儿童乘车要坐安全座椅

安全座椅是一种专为不同体重(或年龄段)的儿童设计,可以安装在汽车内,提高儿童乘车安全的座椅。如果汽车以30~50千米每小时的速度撞击钢性墙,会产生相当于自身30~50倍的力,一个重10千克的孩子,会产生300~500千克的力。你敢说你能稳稳地抱着500千克的孩子吗?

102. 过度手淫有什么危害

手淫是缓解性冲动比较安全的方法。只要适度,一般不会对身体带来伤害。但手淫行为具有成瘾性,一旦成瘾,很难克制。频繁、重度的手淫会造成前列腺局部充血淤血,导致前列腺疾病的发生,如腰酸无力、性欲减退、阳痿、早泄、不射精等。此外,还可造成神经衰弱,如注意力不集中、失眠、多梦、心悸等,影响到以后的性生活和生育。

103. 如何正确选用化妆品

选择化妆品应注意以下几点:

(1)选择在信誉度高的经销商处购买,注意查看产品有无检验合格证、生产许可证,是否在保质期内等。

(2)根据自己的皮肤特性选用化妆品。油性皮肤的人最好选用水质膏霜类化妆品;干性皮肤的人,最好选用油质的化妆品;中性皮肤的人可选用洗净力较弱的洁肤用品,以及奶液、润肤霜之类的护肤品。

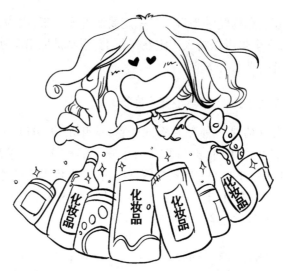

（3）按性别、年龄选用化妆品。男性尽量选用男用化妆品；女性根据自己年龄选用化妆品，40岁以上女性宜选用具有防老抗皱功效的化妆品；儿童、婴幼儿皮肤细嫩，皮脂分泌较少，不宜使用成人化妆品，宜选用专供儿童、婴幼儿使用的化妆品。

（4）按季节选用化妆品。夏天气温高，紫外线强，可选用含油量较少的化妆品或防晒油等护肤用品。冬季气候寒冷干燥，宜使用油脂含量高并含保湿成分的雪花膏、润肤霜等用品。春秋季节风沙较大，则可选用含油量中等的奶液类护肤用品。

（5）在使用新化妆品前，先在自己的前臂内侧皮肤上做一下简单的皮肤试验，观察局部是否出现红肿、水泡等过敏现象，如局部出现异常则避免使用这种化妆品。

（6）出现不良反应时，应立即停用该化妆品，并要及时到正规医院就诊。

（7）过敏性体质、有皮肤病或皮肤伤口未愈、妊娠或月经不调的女性等人群不宜选用化妆品。

104. 保健食品能代替药品吗

有些人总担心药品有不良反应,该用药时不用药,却轻信一些广告满天飞、疗效吹得神乎其神的保健食品,认为其"有病治病,无病强身",甚至以保健食品代替药品治疗疾病。

其实药品与保健食品是不同的。药品是治疗疾病用的,其生产配方、生产能力和技术条件都是经过国家有关部门严格审查,并通过药理、毒理的严格试验和临床观察,经过有关部门鉴定批准后,才投入市场的。而保健食品归属于食品类,不是药品,其是人体的调节剂、营养补充剂,适用于特定人群,对治疗疾病效果不大,不以治疗疾病为目的。所以,生病治疗时,保健品是不能替代药品的。

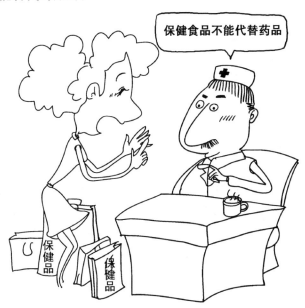

保健食品不能代替药品

105. 为什么不能随便使用减肥药品

有些人希望不运动、不节食,光依靠减肥药品达到减肥的目的,还有一些人根本就没必要减肥也在盲目服用减肥药。殊不知,大多数有效的减肥药均有不同程度的不良反应,而且目前市场上的减肥药品种繁多,质量也是良莠不齐,有的夸大宣传效果,有的含有明令禁止的成分,服用后让人拉肚子,看上去好像瘦了,但减掉的可能只是水分而不是脂肪,造成身体脱水、代谢紊乱,影响健康。所以,减肥最好运用运动与饮食控制,在医生的指导下正确使用减肥药,而不能随便地买了减肥药就吃。

106. 不合格的指甲油有什么危害

普通不合格的指甲油一般含有丙酮、乙酸乙酯(俗称香蕉水)、邻苯二甲酸酯、甲醛类、苯类等。基本都是有毒有害的化学物质。由于指甲油成分无时不刻在对人体产生危害,因此选购安全的健康环保指甲油是一件极为重要的事情。不合格指甲油的主要危害:①指甲油中的色素的种类比较多,有许多人造色素是带有毒性的,还有一些带有重金属元素,因此可能对人体产生危害,大家熟知的苏丹红就是一种致癌物质。②普通指甲油的溶剂成分基本都是有毒或者有害的物质,其中毒性较强的是邻苯二甲酸酯、苯、甲醛,其次是丙酮、乙酸乙酯等。③传统指甲油中有种名叫酞酸酯的物质,会对胎儿的健康产生影响,这种酞酸酯若长期被人体吸收,不仅对人健康十分有害,还容易引起孕妇流产或胎儿畸形。④在普通指甲油中,为了达到使指甲油快速干透的目的,加入了大量丙酮、乙酸乙酯,这两种成分属于危险化学品,易燃易爆,挥发被人体吸入时,会使人眩晕。⑤指甲油的一些成分可能会使一些人发生过敏反应,若在指甲油尚未完全干透时去触碰皮肤,可能会引起过敏性的接触性皮炎。

107. 不合格的染发剂有什么危害

早在 20 世纪 90 年代,就有很多研究表明染发剂可能对人致癌,而且引起了广泛争论。如今,这种争论还在继续,但趋向性的结论是:不合格的染发剂大多含有致癌物,长期使用可能致癌。

美国癌症学会最近对 1.3 万名染发妇女进行了调查,发现她们患白血病的风险是未染发妇女的 3.8 倍。而且女性使用染发剂,患淋巴瘤的风险会增加 70%。

《美国流行病学》杂志最近刊登的一份研究报告指出,染发至少 24 年的女性患非霍奇金淋巴瘤(NHL)的风险较高。这项对 1 300 名女性的研究结果显示,自 1980 年以前就开始染发的女性患 NHL 的风险较不染发的女性高 1/3,而使用黑色染发剂 25 年以上的女性患这种癌症的风险较不染发的女性高 1 倍。

日本研究人员对小鼠进行了一项研究,把染发剂涂在一些母老鼠的身上,然后测量其子宫重量的变化,结果发现,被涂抹了染发剂的母老鼠的子宫重量减轻了。这项研究结果提示,染发剂对生殖器官有危害。

上述事例都表明,不合格的染发剂对健康是有害的。

108. 为什么不能滥用抗生素

许多人在感冒、腹泻等小病小痛时喜欢用抗生素,并错误地把抗生素认作是能包治百病的灵丹妙药。但实际上,大部分的感冒和腹泻用抗生素不仅没有效果,还会带来药品副作用的风险。据估计,我国每年有 8 万人左右死于滥用抗生素。

抗生素滥用后会使人体内一些正常而有益的细菌减少,菌群失调,使局部保护作用减弱或消失。有些抗生素还会产生严重的副作用,如四环素、红霉素、氯霉素等会引起皮疹、耳聋、肝肾功能损害,甚至还会引起白血病和再生障碍性贫血等。更严重的,滥用抗生素会导致细菌等病原体产生耐药性,到最后会出现生病无药可医的悲惨局面。因此,抗生素一定要合理使用,不可滥用。

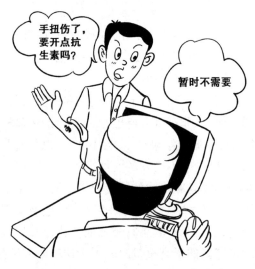

109. 为什么购买食品、非处方药品、化妆品、保健品要看仔细标签、说明书

　　标签、说明书是产品与消费者之间联系的桥梁,通过阅读标签、说明书我们可以了解到关于产品的许多信息,如主要成分、使用方法、效果、适用人群、禁忌人群、使用后可能的反应、保质期等。因此国家对于食品、非处方药品、化妆品、保健品等标签、说明书有严格的规定。消费者在购买此类物品时,一定要仔细阅读说明书的内容。

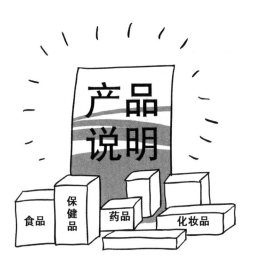

110. 为什么老幼妇残要有特殊保健

　　老幼妇残是社会的弱势群体,从生理特点看,老年人身体衰老、各种器官和组织的功能逐渐衰退、社会适应能力下降;婴幼儿处于生长发育的过程中,身体各器官和组织均未发育成熟,免疫力低下,易发生疾病;妇女有经期、孕期、产期、哺乳期等,每个时期都有不同的生理特点。针对这些群体的不同生理特点,应该采取不同的保健方法,以减少疾病的发生。如妇女保健应做妇科检查,35 岁以上的女性应至少 1 年妇检 1 次。而残疾人在心理、生理或人体结构上或多或少存在缺陷,更需有针对性的卫生保健措施。因此,针对老幼妇残等特殊群体一定要有特殊的保健措施,以保障他们的健康。

111. 为什么不能乱输液

　　乱输液危害多:①乱输液更易过敏。口服药时,药物通过消化系统进入血液,一些可能引起过敏的杂质在消化道里就被分解掉了。静脉滴注有侵入性、创伤性,药物通过针管直接进入血液循环系统,更快更猛地造成发热、皮炎、皮疹等不良反应。增加感染风险。输入是侵入性操作,相当于一个小"手术"。输液过程中,需要刺破血管,向其输入本不属于人体的药物。因此,输液器具在生产和储藏过程中如果受到污染,或者输液部位的皮肤没有经过完全消毒,或者配药的时候操作不规范,输液的过程还会成为一道桥梁,让病毒、病菌能够轻松进入人体。②堵塞微小血管。血管输液的药物中,不可避免地存在微粒,并且任何质量好的注射剂和输注器材都达不到理想的"零微粒"标准。如果其堵在细小的血管中,可能聚集引起栓塞。老年人更易出问题。输液时,药品没经过人体天然屏障过滤直接进入血管,药物毒副作用也会直接作用于脏器,老年人器官功能减弱,特别是肝肾功能减退,血管弹性变脆,药物敏感性升高等,更易引起不良反应。

112. 为什么要重视婚前医学检查

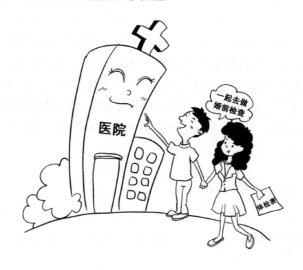

人口素质关系到家庭的幸福、国家的富强和民族的兴旺。婚前医学检查可以发现遗传病和遗传缺陷方面的问题,还可以发现一些暂时不宜结婚的疾病,如患有急性传染病、结核病、性病、艾滋病等,这些病既可威胁到配偶,又可能通过母婴传播到胎儿。如果在婚前发现,就可以采取防范措施。所以婚前医学检查对于男女双方及其后代的健康都是十分有益的,如"跳"过婚前医学检查,等到孕前检查,很多本来可以补救的时机就错过了。

113. 母乳喂养对婴儿生长发育有哪些好处

母乳喂养对婴儿生长发育主要有以下好处:①母乳是婴儿必需和最理想的食品,其所含的各种营养物质最适合婴儿的生长发育,容易被消化和吸收。②母乳含有丰富的抗感染物质,可提高婴儿的抗病能力,保护婴儿,使婴儿少得病。③母乳温度适宜,经济、方便、清洁。④母乳喂养过程中,妈妈和宝宝肌肤、目光、语言的接触与交流,可促进母亲与宝宝之间亲子感情的建立,使婴儿得到心理上的满足。⑤宝宝吸吮母乳时嘴、下腭、舌头的运动,对语言发育有很好的帮助,同时可以防止宝宝牙位不齐。

114. 打预防针有什么用处

预防针就是疫苗的俗称,人打了某一种预防针后,经过一定时间体内会产生针对这种病菌的抗体,以后此类病菌再次入侵,抗体就能迅速发挥作用,使人不得病或症状减轻。很多传染病如甲型病毒性肝炎、乙型病毒性肝炎、麻疹、水痘、流行性脑脊髓膜炎、乙型脑炎、流行性感冒等都可以用打预防针来预防。疫苗的费用通常比患病后治疗的费用要少得多,因此打预防针也是一种健康投资。更何况目前我们还有多种疫苗是免费的。

14 岁的兰某被自家养的狗咬伤,未进行任何处理,也没有打狂犬病疫苗。次日同一只狗又将邻居 5 岁小孩雷某咬伤,雷某及时到当地卫生院打了狂犬病疫苗。两个月后兰某得了狂犬病,最终医治无效死亡,而雷某由于及时打了狂犬病疫苗,逃过了一劫。

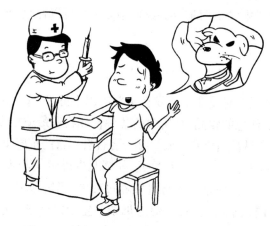

115. 妇女为什么要经常自查乳房

月经正常的妇女,月经来潮后第 9~11 天是乳腺检查的最佳时间。脱去上衣,在明亮的光线下,面对镜子,双臂下垂,观察两边乳房、乳头、皮肤是否有异常,然后双手叉腰,身体做左右旋转状继续观察以上变化;站立或仰卧,左手放在头后方,用右手检查左侧乳房,手指要并拢,从乳房上方顺时针方向,按外上、外下、内下、内上、腋下顺序,检查有无肿块,左右手调换再检查右侧乳房,检查完乳房后,用食指和中指轻轻挤压乳头,观察是否有带血的分泌物等。准确掌握自查的方法,可以及时"捕捉"乳腺疾病,以便及时治疗。有关报道显示,有 90% 的乳腺癌是通过自查发现的。通过自查还能发现乳腺增生、乳腺炎等。早期发现对乳房疾病治疗十分有益，所以每个妇女要有自我保健的意识，学会自查乳房。

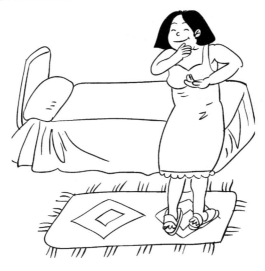

116. 为什么说无病早防对身体更重要

你知道人为什么会生病吗？人之所以会生病，是因为受到了遗传、环境和生活方式的共同影响。如慢性病，世界卫生组织提出：在慢性病的病因与防治中，遗传因素占 15%，社会因素占 10%，医疗因素占 8%，气候地理因素占 7%，生活方式、行为方式占 60%。可见，养成健康的生活方式，避免或减少后天环境中不良因素的影响，就可以在相当程度上预防和控制疾病的发生。

疾病是可以预防的，预防疾病的发生还可以减少疾病带来的痛苦、经济损失等不利影响。那么我们能做些什么呢？不妨从小事做起，例如：不吸烟，以预防肺癌等疾病的发生；控制食盐摄入量,以降低患高血压的风险;及时接种乙肝疫苗,以避免患乙型病毒性肝炎,预防肝硬化甚至肝癌的发生等等。

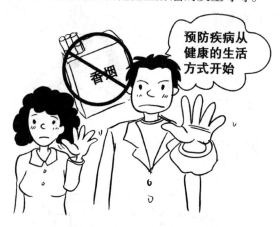

117. 为什么定期健康体检有益于健康

定期健康体检对每个人都非常重要,绝大多数疾病,尤其是慢性病,往往都需要一定时间的累积,在发病之前常有一些"预告"。定期健康体检就是一个有效筛选的办法,可以为治疗赢得宝贵的时间,还能发现引发疾病的危险因素,防患于未然,降低多种疾病的发生率。受检者不要局限于结论的"正常"或"不正常"。健康体检没有问题也要保存好体检报告,尤其是血压、血脂、血糖、血液黏度、肝功能、肾功能等结果,以便复查和比较。

118. 有病为什么要到正规医院看

陈某患有类风湿病,某日上街听信了一位江湖医生的游说,称只要600元钱的药就能保证药到病除,陈某付钱、拿药、试吃,然而一个月后,病情不但没好转,反而双腿膝盖十分红肿,皮肤溃烂,不能走路。

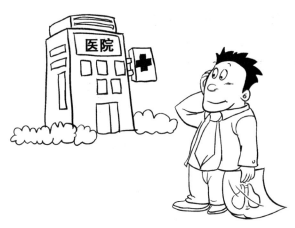

不到正规医院诊治,可能造成诊断不明和用药不规范,尤其是一些街头游医可能会受利益驱使而乱诊治,乱用药,使小病治成大病,危害更大。另外,中国民间流传有许多偏方,有些偏方的使用是有限制的,并非人人适用,如果听信街头游医可能会产生严重的后果。正规医院诊治疾病时会有严格的操作程序,避免误诊、漏诊,而且会书写病历,记录在案,既有据可查,又作为一份健康档案,对今后健康情况变化都有参考意义。因此,有病应及时去正规医院治疗。

119. 为什么要保管好门诊病历

很多人到医院看完病后不记得保管病历,随手乱扔,其实这样对疾病治疗很不利。病历是医务人员对患者检查、诊断、治疗等医疗活动的有关资料进行记录、归纳、分析和总结,反映诊疗工作的全过程,是人生健康档案的重要组成部分,也是下次看病时的重要参考资料。对于医生来说,病历有很重要的参考价值,能知道诊断的正确与否、病情进展程度、药物的使用效果如何、有无不良反应等,指导科学用药,避免用错。对于患者,可以避免重复检查,节省开支。对于医疗纠纷,这就是一份重要的有法律效力的证据。因此从任一角度讲,病历都应妥善保管,再次就诊时应及时提供给医生。

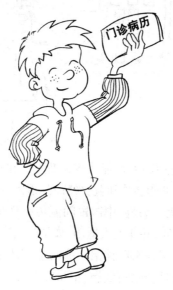

120. 人为什么要学会一些急救操作技能

每个人都得懂点急救常识,万一遇到紧急情况就能自救或者救人,也许一点急救知识就会造成生与死的差距。目前中国心脏骤停的抢救成功率极低,能够抢救存活的患者不到1%,远低于发达国家2%~15%的抢救成功率。救护人员不能及时赶到现场。心肺复苏知识的普及和教育不够。心脏骤停患者的黄金抢救时间只有4分钟。87%的心脏骤停的发生地点在医院外,胸外按压的质量不但一般人做不到位,一些专业人员有时也做不好。为此,为了提高急救存活率,学会人生常用的八大急救技能是很有必要的,这八大急救技能即:人工呼吸、胸外心按压、外伤止血、火焰伤自救、溺水急救、电击伤急救和交通事故急救等,其中前3项人人都应必须学会。

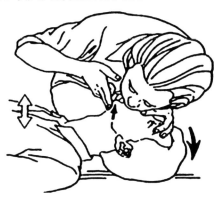